LA
FOLIE POST-OPÉRATOIRE

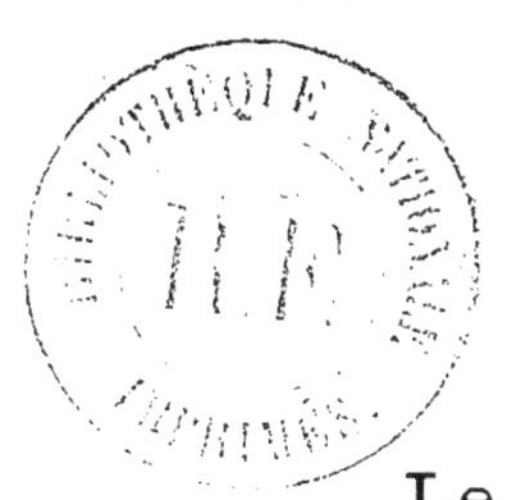

PAR

Le Dr A. MARLIER

De l'Université de Paris
Ancien interne des hôpitaux de Reims
Ancien interne des hôpitaux du Havre

PARIS

G. STEINHEIL, ÉDITEUR

2, RUE CASIMIR-DELAVIGNE, 2

1897

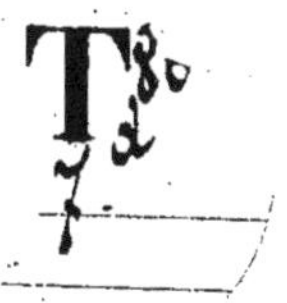

LA

FOLIE POST-OPÉRATOIRE

IMPRIMERIE LEMALE ET Cie, HAVRE

LA
FOLIE POST-OPÉRATOIRE

PAR

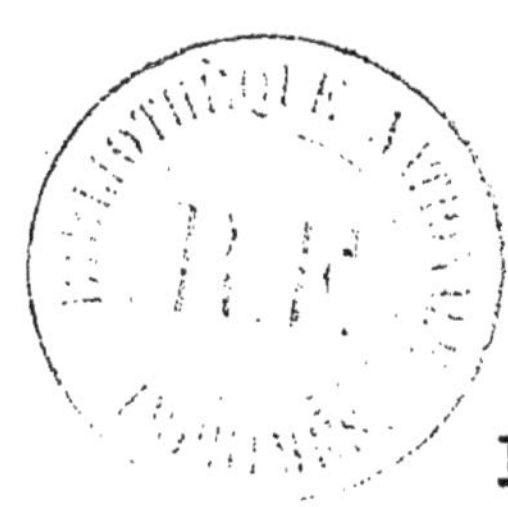

Le Dr A. MARLIER

De l'Université de Paris
Ancien interne des hôpitaux de Reims
Ancien interne des hôpitaux du Havre

PARIS

G. STEINHEIL, ÉDITEUR

2, RUE CASIMIR-DELAVIGNE, 2

1897

A MON PÈRE ET A MA MÈRE

Témoignage de profonde reconnaissance.

A MON FRÈRE

MEIS ET AMICIS

A M. LE PROFESSEUR PIERRE MARIE

Professeur agrégé à la Faculté de médecine,
Médecin de l'hospice de Bicêtre.

A vous, cher Maître, je dédie ce travail en souvenir
de l'accueil si bienveillant que vous m'avez
réservé lors de mon stage dans votre service
à l'Hôtel-Dieu (94-95).

A mes Maitres des Hopitaux du Havre, et particulièrement

M. LE DOCTEUR LECÈNE
M. LE DOCTEUR H. FAUVEL
M. LE DOCTEUR LENORMAND

Chirurgiens des hôpitaux.

A MON PRÉSIDENT DE THÈSE

M. LE PROFESSEUR LE DENTU

Membre de l'Académie de médecine,
Chevalier de la Légion d'honneur.

LA

FOLIE POST-OPÉRATOIRE

AVANT-PROPOS

Au cours de notre internat dans les hôpitaux du Havre, il nous a été donné d'observer dans le service du docteur Lecène (suppléé alors par le docteur Lenormand), des troubles mentaux consécutifs à une hystérectomie vaginale (v. Obs. II).

Il nous revint alors en mémoire le cas d'un malade de l'Hôtel-Dieu de Reims, qui, à la suite d'une opération de hernie étranglée, avait présenté des troubles non moins bizarres, qui avaient d'autant mieux frappé notre imagination, que nous étions au début de nos études médicales.

Ainsi fut décidé le sujet de cette thèse.

Nous avons pu constater, après quelques recherches, que les matériaux ne devaient pas nous manquer sur le sujet, et la littérature médicale étrangère surtout devait nous fournir nombre d'observations et de cas cliniques fort intéressants.

Mais avant de commencer l'étude de ces divers et nombreux cas, qu'il nous soit permis d'exprimer tous nos remerciements à MM. :

Le docteur Jacobs (de Bruxelles) dont les communications à la Société belge de Gynécologie et d'Obstétrique en octobre 1894, nous furent si gracieusement transmises par leur auteur ;

Le docteur Pieraccini, directeur de l'asile d'aliénés de Macerata (Italie), qui nous fit parvenir ses observations sur plusieurs cas de folie post-opératoire,

Et enfin le professeur G. Rohé (de Baltimore), dont la compétence est si connue et qui, fort gracieusement, se mit à notre entière disposition pour les nombreux cas, à lui personnels, communiqués aux différentes sociétés médicales des États-Unis.

Nous tenons aussi à remercier nos amis MM. E. Cassuto et Mignot, qui ont bien voulu nous prêter leur concours pour les traductions des notes italiennes et américaines nécessaires à notre travail.

Dans une première partie nous ferons l'historique de la question qui prend chaque jour un développement plus considérable, et à laquelle on semble s'intéresser davantage.

Dans la seconde partie nous relaterons nos observations personnelles et celles qui nous ont été communiquées et nous ont paru, dans le nombre relativement élevé que nous possédons, les plus intéressantes et les mieux caractérisées.

Un troisième chapitre indiquera les symptômes généraux de ces manifestations mentales post-opératoires se rapportant à divers genres de folie.

La quatrième partie traitera de l'étiologie et de la pathogénie de ces psychoses.

Et enfin, dans un dernier chapitre, nous essaierons de donner quelques conclusions au point de vue de la marche générale, du pronostic et du traitement de ces troubles mentaux consécutifs aux interventions chirurgicales.

CHAPITRE PREMIER

Historique.

« On ne peut parler aujourd'hui d'un cas de folie post·
opératoire devant un chirurgien, sans qu'aussitôt il vous
en cite un autre. »

Cela semble indiquer la fréquence de ces manifestations remarquées aujourd'hui, surtout depuis la naissance dé l'antisepsie ; on fit alors plus attention aux
détails, on prit mieux en considération l'état général du
patient et les observations de folie post-opératoire devinrent plus nombreuses. Naturellement on incrimina
l'antisepsie comme on avait fait au début de l'anesthésie, trop souvent à tort à notre avis.

Cependant Billroth nous dit que les anciens chirurgiens avaient quelque connaissance de ces troubles
psychiques, qu'ils désignaient sous le nom de « delirium
traumaticum nervosum ». Ces symptômes consistaient
en une très grande agitation, hallucinations visuelles et
auditives, loquacité excessive. Exceptionnellement le
délire était d'un type calme. Le patient entrait rapide-
ment en pleine convalescence ; exceptionnellement il
restait fou pour toujours et la mort était très rare (1).

(1) G. Kiernan. Citation de Billroth. *Éléments de pathologie
générale et chirurgicale.*

A. Paré, au XVIᵉ siècle, semble être le premier qui ait prêté quelque attention aux psychoses post-opératoires, et déjà à cette époque il disait « qu'avant l'opération le malade devait être dans un état d'esprit calme, afin d'éviter le délire ou autres mauvais effets ».

Le peu de cas cliniques notés ensuite sont pour la plupart attribués à l'alcoolisme.

Il nous faut arriver jusqu'à Dupuytren qui, lui, établit une distinction, et dit qu'à la suite des traumatismes opératoires, on pouvait observer des phénomènes psychiques distincts de ce qui avait été décrit avant lui sous le nom d'« alcoolisme délirant », et il cite à l'appui de son opinion plusieurs observations : 3 ont trait à des fractures de côtes, péroné et comminutive des jambes, une est une cataracte opérée par abaissement, une autre une castration pour cancer du testicule, une autre une opération de hernie étranglée sur un homme de 72 ans, et il donne comme symptôme capital : agitation extrême pouvant aller jusqu'à la folie furieuse.

L'opinion de Dupuytren sur le délire nerveux devait être fortement controversée plus tard par Broca, qui avec Verneuil l'identifiait au delirium tremens.

La question demeurait donc dans le vague, et Billroth (1) en 1868, après avoir étudié parmi les complications possibles des plaies et des inflammations le délire des alcooliques et signalé le délire nerveux, rappelle qu'on peut voir survenir après les opérations chirurgicales des troubles psychiques, constituant une véritable aliéna-

(1) *Éléments de pathologie chirurgicale et générale*, p. 432.

tion mentale : « J'ai vu deux cas semblables dans la
« clinique chirurgicale de Berlin ; tous deux opérés de
« rhinoplastie complète, présentaient une mélancolie
« très accentuée, avec prédominance d'idées religieuses.
« Ils étaient catholiques ; l'un, jeune homme, se creu-
« sait sans cesse le cerveau pour comprendre le mystère
« de la Trinité ; l'autre, jeune fille, tâchait de se punir
« par la prière et la mortification d'avoir cédé à la
« vanité au point de se refaire un nez, le sien ayant été
« complètement détruit par un lupus ; chez le jeune
« homme on remarqua plusieurs fois de violents accès
« de fureur ; les deux malades se rétablirent tout à fait
« au bout de quelques semaines. »

En 1875, le Dr Davidson rapportait une observation
de manie consécutive à une amputation de cuisse (1).

En 1880, les Drs Herm Lossen et Fuerstner publiaient
le fait d'une femme chez laquelle, à la suite d'une hystérectomie, avait éclaté un accès de manie qui avait duré
six semaines (2).

Avec le Dr Barwel (de Londres), 1885, et plusieurs de
ses confrères, les Drs Torton, Keth et Dent, l'opinion
que l'opération chirurgicale pourrait créer de toutes
pièces la folie, semble se dessiner, et ils citent plusieurs
cas sur le système génital de la femme (3).

La même opinion est émise quelques années plus tard

<hr>

(1) *The Lancet*, 9 janvier 1875.
(2) Herm Lossen et Fuerstner. *Berlin. Klinisch Woch.*, n° 34,
23 août 1880.
(3) *Pathological Society of London*. In *The medical British
Journ.*, 21 mars 1885.

par le docteur Werth (de Kiel), dans une communication au Congrès de gynécologie tenu à Halle en mai 1888.

Cette même année, en décembre, le Dr Sheperd publiait 6 observations de psychoses consécutives à des opérations diverses : ouverture d'une arthrite suppurée du genou, opération de hernie étranglée, ablation d'un cancer du sein, ouverture d'un abcès de la région lombaire, incision d'un phlegmon du bras; et pour cet auteur, c'est encore le traumatisme opératoire qui joue le principal rôle (1).

Ainsi que nous pouvons en juger par l'étude qui précède, c'est surtout dans la littérature médicale étrangère que la question a été prise en considération.

En France, on paraît s'être désintéressé de la question, jusqu'au jour où paraissent les remarquables cliniques du professeur Mairet de Montpellier (2).

Le distingué professeur étudie le cas d'une malade de son service, âgée de 42 ans, opérée d'un kyste hydatique du foie; et du développement de cette observation (3) qui présente un réel intérêt scientifique et pratique, il conclut que « dans les folies qu'on voit apparaître à la suite des opérations chirurgicales, l'opération joue certainement un rôle étiologique ». Parmi les éléments constitutifs d'une opération qui peuvent agir sur le cerveau, les deux plus importants, au point de vue du développe-

(1) *The international Journal of the medical science.* Décembre 1888, p. 591.
(2) *Bulletin médical,* n°s 68 et 69, 1889.
(3) Voir Observation VI.

ment de l'aliénation mentale, sont les anesthésiques et le traumatisme opératoire avec ses suites, parmi lesquelles, plus particulièrement, les troubles de la nutrition.

Le Dr S. Pozzi, peu de temps après, donne quelques considérations sur les complications de l'ovariotomie, et dit, au sujet des troubles cérébraux consécutifs, qu'ils tiennent le plus souvent à l'hérédité, mais que l'on doit rechercher avec le plus grand soin si l'alcool ou l'iodoforme ne sont pas en cause (1).

Cette même année, en Amérique, le Dr Gaillard Thomas, le premier, dans un mémoire présenté à l'Académie de médecine de New-York, dit que sur six cas observés par lui, quatre présentèrent la plus grande agitation, mais que déjà avant l'opération, ils étaient de caractère excentrique. Il eut 4 morts, 1 guérison et 1 autre qui resta fou ; pas une parcelle d'iodoforme ne fut employée et l'examen des urines, fait dans tous les cas, resta négatif.

En discutant le rapport du Dr Thomas, le Dr Nichols pense que la longue attente d'une opération peut mettre l'esprit dans un état favorable au développement de la folie.

C'est alors qu'en Italie paraît la monographie de Gucci sur quatre cas (3 opérations sur l'ovaire et une énucléation de l'œil) dans lesquels des troubles mentaux de manie aiguë et de lypémanie bien caractérisés suivirent. L'auteur pense que les prédispositions névro-

(1) *Gazette méd. de Paris*, 9 août 1890.

pathiques individuelles jouent un grand rôle dans les faits de ce genre (1).

A noter aussi la communication du Dr Parinaud à la Société d'ophtalmologie (1890), où sont relatées 3 observations de folie post-opératoire après interventions sur l'œil, dans lesquelles ni l'alcoolisme ni l'atropine n'avaient joué le moindre rôle, et M. Parinaud pense que, dans les cas semblables, l'occlusion des deux yeux par le pansement pouvait être la raison de l'apparition des accidents.

M. Valude cite un nouveau fait qui vient confirmer cette manière de voir (2).

L'année suivante (1891), M. le professeur Le Dentu prend en considération la question de la folie post-opératoire. Dans une clinique sur ce sujet à l'hôpital Necker, en janvier 1891, l'éminent professeur établit une différence clinique très précise entre le delirium tremens et le délire post-opératoire, et à ce dernier il attribue deux formes bien distinctes : l'une est un délire d'excitation qui peut prendre les caractères d'une véritable folie, l'autre un délire dépressif ou lypémaniaque.

A l'appui de son opinion, M. Le Dentu donne la relation de ses nombreuses observations personnelles : « Mon premier fait remonte à une époque éloignée (1865), alors que j'étais interne de M. Richet. Un malade était entré dans le service pour une fracture de la

<hr>

(1) Note de M. le Dr P. MARIE. *Revue des sciences médicales de Hayem*, n° 69, 15 janvier 1890, p. 239.

(2) *Journal de médecine et de chirurgie pratiques*, art. 1452.

clavicule ; on lui appliqua un appareil, et dix minutes après, il fut pris d'un délire loquace et violemment carac·térisé. Je crois me rappeler que le lendemain il était guéri. L'enquête faite avec le plus grand soin permit d'éliminer absolument toute idée d'alcoolisme. »

Et comme autres cas de délire d'excitation suivent :

— Une résection cunéiforme de fémur pour une ankylose vicieuse de la hanche consécutive à une coxalgie. — Enucléation de fibromes. — Trépanation pour fracture du crâne compliquée de plaie et d'enfoncement.

Les observations de troubles mentaux à forme dépressive comprennent :

— Une cure radicale de hernie. Homme de 61 ans.

— Une résection du sternum pour abcès tuberculeux. Homme de 45 ans.

— Un redressement de la hanche pour coxalgie. Homme de 45 ans.

— Excision d'une vaginalite chronique. Homme de 65 ans.

— Résection du maxillaire inférieur. Femme 27 ans.

Soit 12 cas de folie post-opératoire ; 7 à forme d'excitation ; 5 à forme lypémaniaque (1).

Ces diverses observations devaient inspirer la thèse de L. Vène (2) où se trouvent consignés 68 cas, dont 38 sur l'appareil génital de la femme et 30 divers, attribués, soit aux intoxications : chloroforme, éther,

____

(1) *Médecine moderne*, nᵒˢ 4 et 5, janvier 1891.
(2) L. Vène. *Des délires post-opératoires*, juin 1891.

Marlier.   2

morphine, iodoforme ; soit à une prédisposition héréditaire, l'opération agissant comme cause occasionnelle.

Le 18 novembre 1892, à la Société médicale des
hôpitaux, M. Debove communique l'observation d'une
malade qui, à la suite d'une ovariectomie, devint fran-
chement hystérique. Cette communication est l'occasion d'une discussion où M. Rendu dit que les faits de
ce genre ne sont pas rares, à la suite de diverses opérations de chirurgie abdominale autres que celles visant
les organes génitaux et il cite le cas d'une malade à qui
l'on fit un anus contre nature, par suite d'accidents
d'obstruction intestinale par cancer, et qui devint complètement maniaque. M. Debove incrimine chez beaucoup de femmes un état mental tout particulier qui fait
qu'elles ont de l'auto-suggestion.

L'important mémoire de Ferrarini : « Contribution à
l'étude des psychoses post-opératoires » (1) est un travail
fort intéressant, où l'auteur émet nombre d'idées originales sur le sujet et donne à l'appui de ses hypothèses
plusieurs cas cliniques personnels.

L'enquête internationale sur la folie, faite par les
docteurs Angelucci et Pieraccini, directeurs de l'asile
d'aliénés de Macerata (Italie), a été pour eux la source
de considérations étiologiques qu'ils ont bien voulu
nous communiquer, et nous sommes heureux de pouvoir relater dans notre thèse plusieurs de leurs observations (2).

(1) *Nuova Rivista*, nᵒˢ 11 à 14. Naples, 1893.
(2) V. Observations III, VIII, IX.

Nous ne devons pas oublier le travail de M. Régis (de Bordeaux), juin 1893, sur les conséquences des opérations gynécologiques, sans toutefois donner de conclusions précises.

En 1894, le Dr Jacobs (de Bruxelles) communique à la Société belge de Gynécologie plusieurs observations de psychoses post-opératoires, et il donne les conclusions suivantes : « La folie qui suit immédiatement les opérations sur les organes génitaux présente un pronostic très favorable, elle n'est généralement que passagère (2, 4, 8 jours), guérit sans laisser de traces et doit ou peut être attribuée à l'alcoolisme, l'hystérie, la dépression morale et psychique précédant l'opération, l'hérédité. J'attache peu de foi à la folie attribuée au chloroforme ou aux antiseptiques utilisés (1). »

Le Dr Van Hassel discute à la même Société, l'étiologie de ses observations, il considère le choc moral qui précède ou accompagne l'opération comme la cause de ces accidents ; suivant l'impression du sujet, il en résulte des phénomènes d'excitation ou de dépression. Dans ces conditions la folie se développe.

De plus en plus, le sujet prend de l'extension, les observations se multiplient et se complètent.

Krömer, en 1895, donne dans la *Zeitschrift für Psychiatrie* (2) presque toute la bibliographie sur le sujet. Il étudie particulièrement l'origine traumatique et cherche à noter les modifications successives de l'état mental du patient avant et après l'opération.

(1) Lettre du 8 novembre 1895.
(2) Vol. XII.

Une thèse importante est soutenue à la Faculté de Lille, en 1895, par le D\ Musin sur « la Folie consécutive aux traumatismes opératoires sur le système génital de la femme ».

Notre aimable confrère a limité son étude au système génital, source la plus fréquente des psychoses, et le grand intérêt et les conceptions originales que présente son travail, lui ont valu une mention particulière.

Enfin, les travaux les plus récents qui à notre connaissance existent sur la folie post-opératoire sont ceux du D\ Rohé (de Baltimore) qui en 92-93-95-96 a communiqué aux diverses sociétés médicales des États-Unis le joli nombre de 186 cas, dont 65 pour opérations sur les organes génitaux, 35 pour l'opération de la cataracte et 96 cas divers.

Il conclut que les traumatismes opératoires peuvent produire de la psychose chez des gens libres de toute prédisposition héréditaire. Chez ceux qui ont des antécédents pathologiques, soit personnels, soit héréditaires, le pronostic est moins favorable. Quand les troubles mentaux apparaissent plus de quatre mois après l'opération, ils sont probablement indépendants de cette dernière. Le chirurgien doit se livrer à une enquête approfondie sur les tendances psychiques du patient et sa famille, avant toute intervention.

Il évitera ainsi bien des complications fâcheuses.

En résumé, nous pouvons constater que le plus large tribut apporté à cette étude des troubles mentaux post-opératoires nous vient de l'étranger. Les observations, il est vrai, pour la plupart, concernent le système génital.

C'est de fait, là, l'origine des plus nombreux cas que plusieurs auteurs, et Lautun en particulier, ont cherché à expliquer en disant que la folie est en rapport avec les troubles fonctionnels causés par la mutilation des organes génitaux, mutilation qui serait l'origine d'un réflexe qui irait, par le grand sympathique et l'axe spinal, atteindre les centres psychiques du cerveau.

Cependant les cas de psychoses consécutives aux opérations sur une région quelconque du corps humain ne manquent pas, et les observations qui suivent montreront que toute intervention chirurgicale, sur quelque partie du corps qu'elle porte, peut déterminer, chez les prédisposés, une psychose, variable dans ses manifestations, mais presque toujours passagère et susceptible de guérir dans un temps relativement court.

CHAPITRE II

Observations.

Observation I (personnelle).

Hernie étranglée. Kélotomie. Agitation très vive. Guérison.

Le nommé D..., employé de commerce, âgé de 32 ans, entre à l'Hôtel-Dieu de Reims, salle Saint-Jean, dans la nuit du 25 au 26 octobre 1893. — A l'examen nous trouvons une volumineuse entéro-épiplocèle inguinale droite que quelques tentatives de taxis ne parviennent pas à réduire. — Le chirurgien est prévenu et renouvelle sans résultat le taxis sous le chloroforme.

L'intervention chirurgicale a lieu immédiatement : incision sur le trajet de la hernie, section des divers feuillets jusqu'au sac, ouverture du sac, débridement, réduction sans difficulté, résection d'une partie de l'épiploon, sutures, pansement à la gaze iodoformée.

Le malade est remis dans son lit. Température, 37°,8 le lendemain matin.

Deux jours après, nuit agitée, le malade refuse de prendre la moindre nourriture, il veut absolument quitter l'hôpital, menaçant d'arracher son pansement si on ne le lui enlève. Le soir, agitation plus vive encore, le patient gesticule, pousse des cris, injurie la sœur du service et les infirmiers. L'interne de garde, appelé, fait mettre au malade la camisole de force, et fait administrer de la morphine qui n'agit qu'au bout de quelques heures.

Cet état de surexcitation persiste quatre jours avec des alternatives de calme et d'agitation.

Le pansement, enlevé au huitième jour, permet de constater une réunion par première intention.

Le malade sort entièrement guéri le 10 novembre.

Nous n'avons pas trouvé chez cet opéré d'antécédents nerveux héréditaires. Il n'était non plus alcoolique.

Vivant dans une modeste aisance, ne connaissant pas le séjour à l'hôpital, il est probable que ce malade a eu l'imagination frappée par cette entrée, la nuit, sous les voûtes sombres et silencieuses (1), et que son esprit en avait gardé une empreinte de tristesse et d'ennui qu'il ne nous dissimula pas d'ailleurs.

OBSERVATION II (personnelle).

Hystérectomie vaginale. Excitation maniaque. Guérison.

La nommée Louise F..., 31 ans, entre à l'ancien hôpital du Havre, salle Mallard, le 9 octobre 1895.

Petite, d'aspect chétif, cette femme a cependant toujours joui d'une bonne santé.

Réglée à l'âge de 14 ans et toujours très régulièrement, mariée à 23 ans, en 1887, et depuis cette époque a eu sept couches qui ont toutes nécessité une intervention.

1er accouchement à six mois, mort-né.

2e	—	à terme, garçon vivant encore.
3e	—	à six mois, mort-né.
4e	—	à terme, garçon vivant encore.
5e	—	huit mois, mort-né.
6e	—	sept mois, mort-né.
7e	—	huit mois, garçon, a vécu deux mois.

Le forceps a été employé au deuxième accouchement, les autres ont eu lieu par version; le dernier seul s'est passé normalement.

(1) L'Hôtel-Dieu de Reims est l'ancienne abbaye de Saint-Remi, conservée en grande partie et gardant notamment encore de son ancien style roman, un très beau cloître.

En raison de ces accouchements avant terme, nous pouvions songer à une diathèse quelconque ; rien cependant, dans l'interrogatoire de la malade, n'est venu confirmer cette hypothèse, non plus que du côté du mari, et les antécédents personnels ou héréditaires sont négatifs.

Dès sa première couche, cette femme s'est plainte « d'avoir été blessée », sans trop souffrir cependant. L'utérus en prolapsus léger, qui s'est accentué peu à peu sous l'influence des fatigues de chaque jour et des accouchements successifs.

En 1891, la malade souffre davantage, besoins fréquents d'uriner, pesanteur dans le petit bassin, tiraillements et douleurs dans les reins et dans les cuisses. Elle supporte cette gêne jusqu'en 1894 où alors seulement elle se décide à consulter le Dr Lenormand.

Elle entre salle Mallard en mai 1894, où elle séjourne un mois et quatre jours. Le Dr Lenormand intervient par un cloisonnement du vagin, excision du col par le procédé de Schrœder, curettage de la cavité et cautérisation au chlorure de zinc, enfin cloisonnement du vagin sur une hauteur de huit centimètres. Quatre fils seulement ont tenu, donnant à la matrice un point d'appui certainement insuffisant. La malade dit n'avoir éprouvé de cette intervention aucun soulagement, non plus que des différents pessaires qui lui ont été conseillés ensuite. Les douleurs reprennent et augmentent d'intensité, et cette femme se voit obligée, en octobre 1895, de rentrer salle Mallard. L'examen donne : prolapsus utérin complet, accompagné de cystocèle et de rectocèle. Quand la malade est debout, l'utérus pend complètement entre les cuisses.

Une hystérectomie vaginale est décidée. Le mercredi 16, la malade prend un bain antiseptique, une purgation, et le lendemain jeudi 17, le Dr Lenormand, avec l'aide du Dr Lecène, procède à l'opération. Le chloroforme nous est confié.

Procédé de Doyen par l'hémisection antérieure. Section de la vessie sur une largeur de trois centimètres par suite du dérapement de la valve qui la protégeait ; suture de la section faite immédiatement, à l'aide d'un catgut en surjet (cette fistule vésico-vaginale créée incidemment au cours de l'opération, a guéri par première intention, en dépit de la non-existence d'une sonde à demeure, et la cicatrice a eu comme effet, excellent d'ailleurs, de diminuer largement le cystocèle par l'effet de sa rétraction). L'opération dure environ une demi-heure. Pinces en place sur les ligaments larges, pansement à la gaze iodoformée, sonde à demeure. La malade est remise dans son lit.

17 octobre. L'opérée est à peine réveillée que des vomissements surviennent qui durent une partie de la nuit. Glace et champagne. T. soir, 38°, nuit assez calme.

Le 18. La journée est bonne, quelques nausées, non suivies d'effet, la malade est assoupie. T. matin, 37°,9 ; soir, 38°,2.

Le 19. La nuit a été moins calme. La garde a dû rassurer plusieurs fois la malade, qui brusquement, de façon insolite demandait : « Où suis-je ? Que me veut-on ? Qui fait tant de bruit dans le couloir ? »

Le matin, 38°,2. Oppression, facies anxieux, langue pâteuse. Pouls vif et fort.

Potion calmante : bromure et chloral ; le soir, injection de morphine. T. 38°,4.

Le 20. Nuit plus agitée encore. La patiente arrache la sonde à demeure, il est presque impossible de lui faire garder le lit, elle gesticule, menace et frappe même la garde qui la veille. Hallucinations de la vue et de l'ouïe, loquacité extrême. Elle appelle son mari, ses enfants, et c'est seulement la morphine qui donne quelques moments de calme. T. 38°.

Cet état d'excitation persiste pendant quatre jours encore. On doit maintenir la malade sur son lit, car elle veut absolument quitter sa chambre et menace à chaque instant d'enlever son pansement.

Il est d'ailleurs très difficile de lui faire prendre du lait ou du bouillon. La température, prise très régulièrement, oscille entre 37°,8 et 38°,6.

Le 25. Le calme semble renaître. L'état psychique est changé.

A la visite du matin, la malade répond posément à toutes les questions, elle se sent bien, demande l'urinoir, ajoute qu'elle mangerait volontiers et demeure calme sur son lit. T. 37°,4. Abdomen peu sensible.

L'amélioration continue pendant les jours suivants, la température redevient normale, les fonctions naturelles se font bien. Pas la moindre douleur dans l'abdomen.

La convalescence s'établit et la malade quitte l'hôpital le 20 novembre, complètement rétablie. Nous avons depuis revu plusieurs fois cette femme, dont l'état général est excellent.

Il n'est pas douteux que nous ayons eu affaire ici à un cas d'excitation maniaque progressive, durant six à sept jours et se dissipant graduellement sans laisser la moindre trace.

OBSERVATION III (communiquée par le Dr PIERACCINI).

Opération de Volkmann. Folie post-opératoire.

Elie A..., âgé de 43 ans, maçon, illettré, marié et père de sept enfants, entre à l'hospice le 8 juin 1892. C'est un homme qui a toujours abusé du vin. Il a un frère idiot et épileptique. De son histoire il résulte que, le 14 février 1892, il subissait, dans un hôpital, anesthésié par la cocaïne, l'opération de Volkmann pour une énorme hydrocèle de la vaginale du testicule droit. L'opération fut très bien supportée par le patient et les suites furent régulières. Il y eut réunion par première intention de la plaie chirurgicale, et seulement le dix-septième jour après l'opération il y eut suppuration dans un point de suture, mais sans conséquences remarquables. Le 20 mars, il sortait de l'hôpital complètement guéri, sans avoir jamais montré là aucun symptôme d'aliénation mentale.

Cependant, après huit ou dix jours, des changements remarquables se produisirent en lui. Il pensait souvent à l'opération subie, disait n'être pas guéri de la maladie des testicules et douter de n'avoir plus à craindre de conséquences sérieuses. Il devint étrange, inquiet, plaignant, et se montra préoccupé de ne plus pouvoir travailler, regrettant d'une façon exagérée quelques petites indélicatesses et ayant l'idée fixe d'avoir commis un crime. En certains moments se manifestaient de véritables accès de fureur, d'angoisse, pendant lesquels il tenta plusieurs fois de se noyer. Il refusait la nourriture, fuyait la maison. Souvent on l'entendait dire : « Je suis mort, portez-moi. » Ou bien : « Pourquoi veut-on m'emmener, qu'est-ce que j'ai fait ? » Ou encore : « Pourquoi me porte-t-on à l'enfer ? Je mange tout, où me va la nourriture, je ne rends rien, etc. »

Conduit à l'hospice, dix jours après son admission on enregistrait le bulletin suivant : « Le malade est d'humeur plutôt déprimée ; il manque d'initiative, s'abstient de travailler, même si on l'y invite, et se montre préoccupé par des idées noires délirantes. Il répète n'avoir pas eu de défécation depuis une quinzaine de jours, tandis qu'il résulte qu'il a quotidiennement le bénéfice du ventre. Hier, on lui administra 30 grammes d'huile de ricin qui lui provoquèrent d'abondantes selles. Eh bien, il les nia d'une manière absolue. Il est sans appétit, anémique, faible. Par un examen objectif complet, on ne relève qu'une sensibilité obtuse, un léger tremblement vibratoire des extrémités, des battements du cœur faibles et un état athéromateux des artères temporales et radiales. A l'examen anthropologique, comme signes de déviation de la normale, seulement un front très proéminent, la protubérance occipitale exagérée et les oreilles longues et détachées. Type du crâne : dolicocéphale. »

Dans le bulletin du 1er juillet 1895 on lit : « Le malade est notablement déprimé, il a un maintien mélancolique et humble, a les mouvements lents, le regard fixe, le front plissé, la physionomie exprimant la préoccupation et la douleur. Il dit avoir fait un grand mal à sa propre famille et à tout son pays et qu'il n'aura plus le courage d'y retourner. Si on lui demande le mal qu'il a fait, il dit ne point s'en rappeler, mais être sûr d'avoir fait de grosses fautes et de mériter tous les châtiments : « Si on me brûlait, ce serait encore peu. » Il assure comme d'ordinaire de n'avoir pas eu de défécation depuis quinze jours et croit pour cela être un mort. La mémoire est conservée, l'esprit clair, si l'on excepte les idées délirantes. L'attention du malade est distraite par de fausses idées qui tiennent sa conscience continuellement préoccupée. »

Après le mois de juillet, les idées de négation déjà marquées, comme nous l'avons vu, devinrent plus nombreuses et plus persistantes et prirent un caractère vraiment paradoxal.

Voici quelques-unes des phrases que le malade a habituellement à la bouche et que j'extrais telles quelles de certains bulletins : « Je ne suis plus qu'un mort ; je ne mange plus, ne respire plus, ne fais plus rien ; faites une fosse et mettez-moi dedans. A l'intérieur il n'y a plus rien, rien du tout, absolument rien. Je suis ignorant et je ne vois pas ; je ne sais ce que je dis, je ne sais que faire et ce que je ferai. Ma femme s'est perdue, elle est morte, on ne la retrouve plus. Je n'ai plus ni maison, ni personne, ni enfants. Je ne suis plus chrétien, suis pire qu'une bête, la madone ne m'aime plus. »

Vers les premiers jours de 1893, il dit être devenu une fourmi et joint aux dires de négation des idées de doute et d'incertitude, répondant souvent par des « Eh, qui le sait ? » à des questions sur des sujets les plus élémentaires et faciles à résoudre et sur les faits les plus simples. Quelques mois après, il ajoute à ces conceptions celle d'être sale et d'avoir sur la peau les pires i mmondices.

Voici un interrogatoire subi vers la fin de 1893 :

« Es-tu le même homme qu'auparavant ? — Je dois être plus petit. — Tu dois avoir engraissé puisque tu dis manger beaucoup et rendre peu ? — Je ne comprends rien, je ne puis rien comprendre. Je suis méchant, je suis un blasphémateur, j'ai été jusqu'à maltraiter la madone. — Et pourquoi ? — Parce qu'elle ne me fait pas mourir tout de suite d'un accident. (Il nie avoir vu des parents qui pourtant, souvent, sont venus le voir .

« Ta belle-sœur est-elle venue te voir ? — Oui, mais qui le sait ?
je doute que ce soit bien elle, il me semble que oui et il me
semble que non. — As-tu mal à la tête ? — Il me semble ne pas
la porter. — Si on le caresse, il dit : « Vous ne vous dégoûtez
pas de me toucher, sauvez-vous bien vite. »

A l'heure présente, les conditions de A... sont invariables :
les idées délirantes de négation, de doute, de petitesse persistent
fortement en lui, en même temps que la tendance vers les conceptions paradoxales pour ce qui regarde sa propre personnalité.

OBSERVATION IV (Dr PRENGRUEBER).

Ovariotomie chez une hystérique.

Voici un fait qui nous paraît sortir de la banalité habituelle
en ce sens que la guérison a été obtenue à la suite d'incidents
tragi-comiques dont le moindre paraissait devoir entraîner fata-
lement la mort de la malade.

La malade dont il s'agit avait un volumineux kyste de
l'ovaire pesant de seize à dix-huit kilos au moins et dont le début
remontait à l'année 1884. Elle avait déjà dû être opérée deux
fois et si l'opération n'avait pas été faite, c'est l'esprit fantasque
de la malade qui en fut la cause.

Croyez-vous, lui aurait dit un jour M. Prengrueber qu'elle
pressait de l'opérer sur l'heure, que votre kyste s'enlève comme
on enlève une prune d'un arbre ?

Cette parole avait suffi pour froisser vivement la malade et
elle était rentrée chez elle, décidée à laisser son kyste se déve-
lopper sans entrave. Ce petit fait suffit à montrer l'état d'esprit
de cette femme, sujette à de fréquentes attaques d'hystérie. Dans
la pratique habituelle de la vie, elle était bizarre, emportée,
pleurait facilement sans cause sérieuse; si j'ajoute qu'elle a eu
le caractère aigri par des chagrins domestiques, on comprend

sans peine que sans être une véritable folle, elle n'en était pas moins une femme sur laquelle il était difficile d'avoir de l'influence ; les raisonnements les plus sensés ne pouvaient l'empêcher de suivre ses caprices, si absurdes fussent-ils.

Sans insister sur ces particularités dont la suite de cette histoire montrera l'exactitude ; disons qu'au mois de juillet de cette année, fatiguée de sa tumeur qui grossissait sans cesse, elle vint, sur les conseils de son médecin, le Dr Tourasse, me prier de l'opérer à l'hôpital Saint-Antoine, où je remplaçais mon collègue et ami Monod.

L'opération fut faite le 25 juillet, en présence des Drs Tourasse, Dubuc, Vicente et Stèble, de mes deux internes MM. Récamier et Reboul, des élèves du service.

L'incision abdominale faite, on tomba sur le kyste qui fut ponctionné et extrait suivant la méthode classique ; d'assez nombreuses adhérences épiploïques durent être détachées et une dizaine de ligatures au catgut furent appliquées avant d'arriver sur le pédicule de la tumeur. On put constater alors que le kyste était contenu dans le ligament large et que son pédicule, large de douze à quinze centimètres, était formé de deux parties principales réunies par des feuillets du péritoine adossés. L'une de ces parties, placée en dehors, n'était autre que le pédicule de l'ovaire ; la seconde, interne, était formée par la trompe et les vaisseaux qu'elle renferme considérablement dilatés. Trois ligatures de soie furent placées : une sur chacune des extrémités du pédicule et une autre sur la partie intermédiaire.

Le ventre fut ensuite refermé ; la perte de sang avait été insignifiante et à aucun moment de l'opération on n'avait vu les intestins ; quant à l'utérus, considérablement augmenté de volume et accolé à la tumeur, il avait dû rester en dehors tout le temps nécessaire à la ligature de la trompe.

Bref, l'opération sans avoir été particulièrement laborieuse, ne s'était pas non plus présentée avec les caractères de simplicité qu'on observe assez souvent dans les kystes de l'ovaire. Bien qu'il n'y ait pas eu de temps de perdu, l'opération avait duré une heure et demie; le chloroforme avait été très bien supporté pendant tout ce temps.

La malade fut reportée dans son lit, et lorsque nous la quittâmes elle était revenue à elle et répondait à nos questions avec une lucidité d'esprit très suffisante pour une femme dans sa situation.

Les choses ne devaient pas rester longtemps ainsi. Voici en effet ce qui s'est passé tel que cela résulte de l'observation recueillie par M. Reboul.

Dans l'après-midi, la malade, complètement revenue à elle, devint exigeante ; elle veut se lever, et de fait se lève dans son lit et se met à genoux. On la fait recoucher, mais alors elle s'agite dans tous les sens, change à chaque moment de position, refusant d'écouter les conseils qu'on lui donne et se débat avec d'autant plus de vivacité que l'on fait des efforts pour l'immobiliser dans son lit.

Cet état persiste la nuit, qui fut très agitée. A plusieurs reprises la malade s'est assise sur son lit.

Je la vois le lendemain matin 26 juillet, vingt-deux heures après l'opération. Elle est quelque peu abattue et sa température est de 39°, mais ses réponses restent parfaitement lucides et elle m'affirme que son agitation ne reconnaît d'autre cause qu'une démangeaison épouvantable de tout son corps, à laquelle elle est en proie. De fait, en la découvrant on trouve son corps couvert de cette éruption sudorale que connaissent bien les personnes qui ont habité l'Algérie et à laquelle on donne le nom de « gale bédouine » ; ayant été sujet nous-même à cette éruption, nous savons combien elle est pénible et l'explication de la malade nous paraît assez plausible.

Dans le courant de cette même journée, la malade est prise d'une grande attaque d'hystérie (son corps se plie en arc de cerceau, clownisme) ; son agitation nécessite plusieurs personnes pour l'empêcher de tomber de son lit.

Cette attaque est suivie de plusieurs petites, et la malade, revenue à elle, profite d'un moment où la surveillance dont elle est l'objet est relâchée pour se lever, sortir de sa chambre, se promener dans le couloir, parcourir une distance de 10 mètres avant qu'on ait pu la reconduire à son lit. Il n'y a pas trente heures que l'opération est faite !

La nuit suivante, elle se lève à nouveau et va s'asseoir dans un fauteuil ; on la reconduit encore à son lit, mais cette fois ce n'est pas sans peine, car elle lutte avec l'infirmière.

Le lendemain 27, la malade se lève une troisième fois, malgré les efforts que l'on fait pour la retenir. Elle brutalise même l'infirmière préposée à sa garde, lui donne un soufflet, la saisit par le cou comme pour l'étrangler, sort de sa chambre, va à la cuisine, ouvre la porte et crie à la surveillante ébahie : « Coucou, me voilà ! » On se précipite, on la reconduit à son lit malgré ses efforts et on la recouche. Cette fois, 48 heures après l'opération, elle a parcouru 25 mètres à pied et s'est livrée à un véritable exercice de pugilat.

Le lendemain 28, nouvelle grande attaque avec clownisme, après laquelle la malade descend pour la quatrième fois, sort de sa chambre et va s'asseoir dans le fauteuil d'une chambre à côté. C'est encore à grand'peine qu'on la remet dans son lit. Il va sans dire qu'en présence de ces excentricités, la question de la camisole de force avait été agitée ; nous y avions renoncé, persuadé que l'emploi de la violence, loin de calmer la malade, eût encoré exagéré son agitation.

Le 29, au moment de ma visite, la malade est calme, la température est à 38° ; elle n'éprouve aucun accident. Je défais alors le pansement et je constate que le ventre est souple, indolore ; les points de suture, qui fort heureusement étaient très rapprochés et faits avec des fils d'argent assez gros, ont parfaitement tenu.

Les jours suivants, l'état mental de la malade paraît être redevenu normal ; elle reste dans son lit calme et tranquille. Comme toutes les opérées dont les suites opératoires sont favorables, et si l'on excepte une attaque d'hystérie de force moyenne survenue le 31 juillet, on peut dire qu'il ne s'est produit aucun incident digne d'être signalé jusqu'au moment de la convalescence.

Observation V (1).

*Double fracture comminutive des deux jambes. — Amputation
d'urgence.*

Adolphe N..., 40 ans, charretier, est amené le 2 février 1892
à l'Hospice Général, avec une fracture des deux jambes comminutive, au tiers inférieur, et un écrasement complet du pied
droit. L'amputation de la jambe droite est décidée d'urgence.
Malade endormi au chloroforme, amputation au tiers supérieur
par la méthode circulaire. Sutures, drain, pansement antiseptique à la gaze iodoformée.

Vomissements qui durent 24 heures, prostration résultant
vraisemblablement de l'accident et du choc opératoire.

Au 3ᵉ jour, la période de calme fait place à des moments
d'agitation très pénible. Le blessé s'assied sur son lit, veut se
lever, crie, interpelle ses chevaux et prononce des paroles inco-
hérentes. Le bromure et le choral à haute dose ne produisent
aucune amélioration. La nuit surtout, le blessé est en proie à
une agitation extrême ; un infirmier ne le quitte pas. Pas de
température, face congestionnée ; le pouls plein à 80.

Cet état persiste cinq à six jours, le malade redevient tranquille, s'alimente convenablement et n'a plus que de rares
incohérences.

Il sort d'ailleurs complètement guéri le 10 mars 1892.

Les antécédents héréditaires de ce malade ne présentent
rien de particulier. Comme antécédents personnels, il n'est
pas douteux que le blessé soit un alcoolique, s'adonnant surtout à l'absinthe.

---

(1) Prise dans le service du Dʳ F. Hue, chirurgien de l'Hospice
Général de Rouen. — Cette observation nous a été communiquée
par notre excellent ami M. Georges Pomerais, interne des hôpitaux
du Havre.

Observation VI (Pʳ P. Mairet, de Montpellier) (1).

Kyste hydatique du foie.

Pal... avait 42 ans, lorsqu'elle entra à l'Asile, le 18 janvier.

Intelligente, mais impressionnable et très vive, nous n'avons constaté chez elle aucune tare héréditaire nerveuse ou dégénérative.

Et cependant, depuis l'âge de 22 ans et consécutivement à un accouchement, Pal... était sujette à des attaques d'hystérie se traduisant sous forme d'état syncopal, sans perte de connaissance absolue, mais avec des troubles délirants consécutifs.

Ces troubles étaient constitués par des hallucinations de la vue et de l'ouïe et de l'apeurement. Notre malade croyait voir des individus qui venaient pour lui faire mal et entendre le bruit de la pluie ; de là l'apeurement et des actes en rapport avec les perversions sensorielles. Ces troubles psychiques duraient parfois quelques minutes seulement, le plus souvent deux ou trois heures. Puis tout rentrait dans l'ordre au point de vue intellectuel.

Pal... se plaignait seulement d'une fatigue physique et de douleurs abdominales, qui l'obligeaient quelquefois à garder le lit pendant plusieurs jours consécutifs. Mais, je le le répète, pendant ce temps, la malade était parfaitement raisonnable et reprenait la direction de son ménage et de son commerce, qu'elle gérait d'une façon fort intelligente.

Les troubles qui précèdent revenaient généralement une fois par mois et étaient en rapport avec la menstruation qui était cependant, paraît-il, assez régulière au point de vue de son moment d'apparition et de son abondance.

En 1886, à l'âge de 39 ans, apparurent chez Pal... les pre-

(1) *Bulletin médical,* août 1889, nᵒ 68.

miers symptômes d'une tumeur abdominale, pour laquelle elle consulta M. le professeur Pédenat.

Celui-ci fit la laparotomie et trouva un kyste hydatique du foie dont il réséqua une partie des parois et qu'il sutura aux bords de la plaie abdominale. En somme, opération grave mais qui ne présenta aucun incident spécial.

Au point de vue opératoire, sauf des vomissements incoercibles qui durèrent assez longtemps, les suites furent des plus simples, et 46 jours après l'opération, la cicatrisation était complète.

Malheureusement, pendant la durée de la guérison d'autres troubles étaient apparus.

Trois jours après l'opération, et j'insiste sur cette date, car l'intérêt principal de l'opération de Pal... réside justement dans ce rapport chronologique entre l'opération chirurgicale et l'apparition des troubles que je vais vous indiquer ; trois jours après l'opération, ses parents s'aperçoivent que Pal... se met à rire sans motif et qu'elle a des illusions de la vue ; c'est ainsi qu'en voyant entrer son mari, elle s'écrie : « Quel singe ! quelle tête de guenon ! » ; de même pour une de ses nièces : « Quelle bête ! qu'elle est grosse ! »

En outre Pal... ne s'occupe plus ni de son ménage ni de son commerce, elle ne s'intéresse plus à rien et devient fantasque, a des toquades, se fâche sans raison, reçoit très mal les personnes qui viennent la voir.

Peu à peu les idées délirantes augmentent ; et trois mois et demi après l'opération, Pal... doit entrer à l'Asile.

Là nous constatons un délire constitué par un état de torpeur physique et intellectuelle avec inquiétude, tristesse et apeurement.

Mais des différents troubles psychiques que présente cette malade, ceux qui nous frappent le plus sont la torpeur et l'égarement intellectuel. Tout en étant apeurée, Pal... est dans le vague ; le regard, l'expression de la physionomie le prouvent ; il semble que chez elle la sensation n'arrive pas jusqu'à la perception vraie.

Physiquement, il existe une dénutrition très marquée.

Pal... est amaigrie, la face est pâle, les yeux, excavés le pouls bat plus de 100 pulsations par minute, tandis que la température n'atteint pas 37° ; les extrémités sont refroidies. Assez souvent, la malade refuse de manger, cependant à ce moment l'alimentation est suffisante.

Le cœur, les poumons, les reins, les organes génitaux n'offrent rien d'anormal, il en est de même de la rate. Le foie a des dimensions normales. On constate seulement un peu de douleur à la pression au niveau du rebord des fausses côtes. Au bout de 15 jours, Pal... est prise de vomissements et de diarrhée. Elle souffre violemment, ainsi que le prouvent ses plaintes, et sa physionomie grimaçante avec rictus à certains moments, indique une angoisse profonde. Tout lui fait mal, dit-elle, mais surtout le ventre.

Malgré tous nos soins, la dénutrition se prononce de plus en plus, la température tombe à 36°, les extrémités sont violacées, le pouls petit dépasse 135 par minute et devient plus tard imperceptible.

La malade succombe dans cet état, 20 jours après l'apparition des vomissements ; le thermomètre marquait 36°.

Alors que l'état physique s'aggravait ainsi, l'état mental restait le même, seulement la faiblesse était telle que Pal... ne pouvait plus se lever.

OBSERVATION VII (Dr CHOTEAU).

Polype utérin. Ablation. Troubles nerveux consécutifs.

Dans le courant de cette année je fus appelé à donner mes soins à une jeune femme de 35 ans environ, atteinte depuis plusieurs mois d'hémorrhagies utérines abondantes, et ce n'est qu'à bout de forces qu'elle se décida à m'appeler, malgré une appréhension naturelle, exagérée, de tout ce qui touche à l'art médical ou obstétrical.

Femme 35 ans, 3 enfants vivants, aucune trace héréditaire ou personnelle. Je la trouve très anémiée ; elle présente parfois des syncopes prolongées. L'examen obstétrical révèle la présence, dans la cavité utérine, d'un polype fibreux du volume d'une noix.

Je proposai l'enlèvement de la petite tumeur cause des hémorrhagies, et ordonnai, au préalable, repos absolu au lit.

L'idée d'opération effraya ma cliente qui, voyant diminuer ses pertes sanguines, résultat dû vraisemblablement au repos, me supplia avec instance de différer jusqu'au retour d'hémorrhagies plus considérables. Mes objections n'y firent rien et je dus me résoudre à attendre. Les hémorrhagies ne tardèrent guère à revenir, mais l'opération est encore rejetée. Devant mon insistance et mes craintes nettement répétées sur le danger de la situation, ma cliente finit par se décider, mais avec terreur.

J'opérai la dilatation du col utérin avec une tige de laminaire, puis celle de la cavité utérine à l'aide de bourdonnets de gaze iodoformée, puis je fis l'ablation du polype sans trop de difficultés avec l'écraseur de Maisonneuve, sans narcose.

Injections antiseptiques, quelques tamponnements intra-utérins, puis vaginaux, de gaze iodoformée. Repos au lit absolu pendant quinze jours. Suites opératoires normales.

Cessation des métrorrhagies, les forces reviennent ; la malade est enchantée du résultat opératoire.

Jusqu'ici rien que de très ordinaire. Trois semaines environ après l'opération, ma malade devient agitée, anxieuse sans raisons. Troubles digestifs, spasmes œsophagiens. Elle se plaint de douleurs bizarres, à localisations multiples et variables, de sensations de chaud, de froid, de vide. Elle craint de marcher, sous prétexte de fondrières, de gouffres imaginaires qui se dressent sous ses pas. Elle exige la présence des siens constamment autour d'elle. Elle a nettement conscience de ses terreurs, mais est incapable de les réprimer.

D'active, presque intéressée qu'elle était auparavant, elle

devient indifférente à tout ce qui l'entoure et se soucie peu de ses intérêts.

J'ordonnai douches matin et soir, médication bromurée : bromure de potassium, bromure de camphre. Rien n'y fit. De guerre lasse, je suis résolu à essayer l'isolement de son milieu ordinaire. Je viens de la décider à partir pendant quelques mois dans la Beauce, son pays natal,qu'elle n'a pas revu depuis quinze ans.

J'espère que ce nouveau genre de vie, joint au changement de pays, amènera une grande amélioration, sinon la guérison.

OBSERVATION VIII (communiquée par le Dr PIERACCINI).

Cataracte bilatérale.

Cette observation se rapporte à une femme de 60 ans habitant la campagne et opérée par le docteur Cantalamessa d'une cata racte double. Les suites opératoires furent normales, mais la malade fut prise, trois semaines après l'opération, d'une psychose à forme dépressive qui amena progressivement un amaigrissement complet et un manque de réaction absolu à toutes les impressions extérieures. Elle mourut dans le marasme deux mois après l'opération.

On ne peut savoir si cette femme était prédisposée à la folie par des antécédents héréditaires, mais elle n'avait sûrement pas d'antécédents personnels pathologiques.

Au sujet des troubles mentaux consécutifs aux opérations oculaires, nous devons relater aussi les communications du docteur Parinaud à la Société d'ophtalmologie sur trois cas de délire post-opératoire dans lesquels ni l'alcoolisme ni l'atropine n'avaient joué le moindre rôle, et où l'auteur pense que l'occlusion des deux yeux par le pansement pouvait être la raison de l'apparition des accidents.

M. Valude cite un nouveau fait qui semble confirmer cette manière de voir : il s'agit d'une malade de 65 ans, sans aucun alcoolisme, opérée d'une iridectomie double simultanée pour glaucome subaigu, et n'ayant été soumise à l'atropine ni avant ni après l'opération.

Les deux yeux étant bandés, la malade fut prise aussitôt après l'opération d'un délire furieux qui dura 48 heures. Elle sautait de son lit, se roulait par terre, et cela avec de tels cris qu'on dut l'isoler des autres malades. Quand M. Valude la vit, 48 heures après l'opération, il la trouva en proie à un véritable accès de manie, et on s'était gardé de lui enlever son pansement dans la crainte de complications oculaires.

Cependant, aussitôt que le pansement fut enlevé, tous ces phénomènes cessèrent ; ils n'ont jamais reparu depuis ; jamais rien de pareil ne s'était produit ; l'alcoolisme ni l'atropine n'étant en cause, il n'y a que l'occlusion des yeux par le pansement qui puisse rendre compte de la production de pareils phénomènes d'excitation nerveuse.

Nous avons encore en mémoire la communication de notre maître à l'école de Reims, M. le professeur Decès, sur deux opérations de cataracte chez des vieillards de 70 et 76 ans. Des troubles nerveux apparurent quelques jours après l'intervention, caractérisés par un affaiblissement graduel des facultés intellectuelles, un mélange confus d'idées délirantes touchant à la démence, et hallucinations de l'ouïe.

L'amélioration survint cependant une huitaine de jours après, suivie d'une guérison complète.

OBSERVATION IX (communiquée par le Dr PIERACCINI).

Extraction de molaire. Confusion hallucinatoire consécutive.

G. Benedetto, âgé de 18 ans, semi-idiot héréditaire, se trouvait en parfaite santé physique et dans les conditions mentales qui lui étaient habituelles (c'est-à-dire faiblesse d'esprit, mais sans le moindre signe de démence). Un jour, il se rendit à la ville voisine pour se faire extraire une dent cariée. La cocaïne ne fut pas employée. Aussitôt l'extraction achevée, cet homme fut frappé d'aliénation mentale. Quatre jours après, il fut conduit à l'asile d'aliénés de Macerata, en proie à une agitation très confuse. Il y resta cinq mois et en sortit parfaitement rétabli.

Le diagnostic fut porté de « confusion hallucinatoire de Maynert ».

Dans ce cas, le rapport de cause à effet entre l'acte opératoire et les phénomènes psychiques pathologiques est des plus évidents, puisqu'ils se manifestèrent environ une demi-heure après l'extraction de la dent, petite opération qui réussit très bien et ne donna lieu à aucune complication. Il est bien établi qu'auparavant G... n'avait jamais donné de signes d'aliénation mentale ; et il est bien certain aussi que l'anesthésie locale ou générale ne fut pas employée.

Il est bon de noter qu'une sœur de G..., quelques mois après l'apparition de la folie chez son frère, devint elle-même folle (et sous une forme identique à celle du frère) par suite d'une peur qu'elle avait eue d'être assaillie par un chien devenu féroce, ce qui démontre la facile mobilité de l'équilibre psychique chez ces deux sujets prédisposés à la folie par de très graves antécédents psychopathiques de famille.

Observations X à XX (communiquées par le Dr Rohé de Baltimore) (1).

I. — Mme I. G..., âge 30 ans ; double déchirure du col, hémorrhagies, douleurs abdominales ; opération de la « trachelorraphy » ; suites opératoires normales ; fut prise pendant la seconde semaine, de mélancolie et d'attaques de manie aiguë. Cet état persista deux semaines et diminua graduellement.

Il ne reste à l'heure actuelle aucun signe d'aberration mentale.

II. — Mlle K. C..., 24 ans ; ulcérations du col, amputation, troubles mentaux de dépression consécutifs qui durent une semaine. Guérison complète, la malade se marie quelque temps après.

III. — Mme W. M..., 35 ans ; hémorrhagies abondantes. Affaiblissement. Col offrant des noyaux indurés, déchirés ; hyperplasie avec dégénérescence kystique, amputation. Au 6e jour, conversation bizarre, et quelques signes de folie caractéristique ; on doit attacher la malade sur son lit et l'alimenter par le nez ; symptômes de démence graduellement améliorés et guérie en quatre semaines.

(1) Qu'il nous soit permis de noter ici la brochure très intéressante du Dr Rohé, publiée par *The American Journal of obstetrics*, vol. XXVI, n° 5, 1892, et ayant trait non pas à la folie post-opératoire, mais à l'amélioration, sinon la guérison de la folie chez la femme par l'intervention chirurgicale. Le Dr Rohé relate 18 observations fort curieuses portant sur :

6 cas de mélancolie,
1 cas de manie aiguë,
4 cas de manie puerpérale,
1 cas de manie hystérique,
3 cas de manie périodique,
1 cas d'hystéro-épilepsie avec manie,
3 cas d'épilepsie.

IV. — Mme G..., 29 ans, bons antécédents de famille, tempérament nerveux, surtout à l'époque menstruelle ; a eu des chagrins conjugaux ; tumeur graduellement développée dans l'abdomen et fluctuente, laparotomie, écoulement d'un pus fétide au 7e jour ; devient mélancolique et taciturne, ne voulant pas parler ni se nourrir et se plaignant de violentes douleurs de tête. Cet état dure six jours et la malade guérit complètement de ses troubles mentaux et de l'opération en 7 semaines.

V. — Mme X..., 30 ans. Salpingite tuberculeuse, pas d'antécédents héréditaires ; ovariotomie ; au 6e jour : hallucinations, perte absolue des sentiments affectueux pour son mari et son petit garçon qu'elle aimait beaucoup, délire de persécution ; durée de douze jours, et rétablissement graduel.

VI. — M. S. C..., médecin, âgé de 60 ans ; pas d'antécédents de famille ; tumeur cancéreuse de la vessie, hématuries abondantes. Après opération, illusions de la vue et de l'ouïe, croyant voir continuellement autour de lui des gens lui voulant du mal, s'accusant de crimes, et finalement refusant toute nourriture ; mort par affaiblissement graduel.

VII. — Mlle B..., 34 ans ; pas d'antécédents, esprit bien équilibré, très nerveuse ; inflammation des annexes, ovariotomie ; suites opératoires normales, mais dépression considérable et crise de mélancolie qui durent un mois ; guérison.

VIII. — Mme G. G..., 40 ans, mariée à 21 ans, 6 enfants ; métrite et pyo-salpinx qui l'obligent à garder le lit cinq mois, ovariotomie ; crises de manie hystérique au 8e jour, insomnie absolue, excitation continuelle ; mort au 20e jour par septicémie. Les attaques de manie persistèrent jusqu'à la fin.

IX. — Mme R. F..., 52 ans ; nécrose du cubitus, résection. Bons antécédents, ni alcool ni syphilis ; endormie à l'éther, curettage et grattage ; au 3e jour, troubles mentaux, besoin de frapper, de disputer et chercher querelle ; délire très violent dure 6 jours ; guérison.

X. — Mlle H..., 28 ans, pas d'antécédents de famille; myôme intra-utérin, hystérectomie abdominale, suites opératoires normales, petite hémorrhagie dix jours après ; attaque de mélancolie qui augmente et dégénère en attaques de folie qui persistent encore à l'heure actuelle.

CHAPITRE III

Symptomatologie.

Les observations qui précèdent, comme nombre d'autres, nous permettent d'affirmer l'existence des psychoses post-opératoires, et cela de façon indubitable.

A quel genre de folie devons-nous rattacher ces troubles mentaux et quelles sont les manifestations les plus habituelles qui caractérisent ces complications des interventions chirurgicales ?

Ce sera là l'objet du présent chapitre. Mais tout d'abord, qu'entend-on par le mot folie ?

Esquirol a défini la folie : « une affection cérébrale, chronique, sans fièvre, caractérisée par des désordres de la sensibilité, de l'intelligence et de la volonté ».

Cette définition, bien qu'imparfaite, est encore aujourd'hui généralement adoptée.

Dans le langage médical usuel, le mot Aliénation mentale est devenu synonyme de folie, et ces deux termes sont communément employés l'un pour l'autre ; il y a cependant une distinction à faire :

Aliénation mentale est un terme générique qui comprend indistinctement toutes les altérations dont l'intelligence peut être le siège, altérations constitutionnelles ou fonctionnelles, congénitales ou acquises. La folie, elle, est simplement l'une des parties constituantes de l'aliénation mentale et s'applique à la perte de la raison proprement dite, survenant à titre de maladie chez un individu raisonnable jusqu'alors (1).

La folie n'est pas une affection purement intellectuelle, mais une maladie de l'être tout entier, et par conséquent les troubles qui la composent peuvent exister à la fois ou séparément dans la sphère intellectuelle, dans la sphère morale et enfin dans la sphère des fonctions physiques.

Ainsi se classent les éléments morbides constitutifs de la folie.

Certains de ces éléments portent sur la constitution, sur le fonds même de l'être psychique, tandis que les autres portent uniquement sur son fonctionnement.

Ces derniers peuvent être troublés en plus ou en moins, et alors l'activité générale ou réaction de l'organisme sous l'influence des impressions psychiques cesse d'être normale. Elle est ou bien excessive : c'est l'excitation ; ou bien diminuée : c'est la dépression.

La première forme est l'élément constitutif des états de manie dont les variétés tirent leurs caractères du degré d'intensité et de généralisation de cette excitation.

La seconde forme ou défaut d'expansion de l'activité générale, qui peut aller depuis la simple concentration de la réaction de l'organisme jusqu'à son anéantissement complet, sert à caractériser les états mélancoliques.

(1). RÉGIS. *Manuel pratique de médecine mentale.*

D'une manière générale, on peut dire que c'est à l'une de ces deux formes qu'appartiennent les psychoses post-opératoires ; il y a bien quelques cas de folie à double forme ou folie généralisée, caractérisée par la succession régulière d'accès mélancolico-maniaques, mais c'est l'exception.

Si nous considérons nos différentes observations, nous trouvons en effet :

Obs. I. — Excitation au début. Folie à double forme.

Obs. II. — Excitation : manie, hallucinations vue et ouïe.

Obs. III. — Dépression : mélancolie. Folie de négation.

Obs. IV. — Excitation : manie hystérique.

Obs. V. — Excitation : manie aiguë.

Obs. VI. — Dépression : mélancolie angoisse, apeurement.

Obs. VII. — Dépression : mélancolie, anxiété.

Obs. VIII. — Dépression : mélancolie avec stupeur.

Obs. IX. — Agitation confuse, hallucinations.

Obs. X. — Folie double, forme manio-mélancolique.

Obs. XI. — Dépression : mélancolie.

Obs. XII. — Excitation : manie aiguë.

Obs. XIII. — Dépression. Mélancolie, mutisme absolu.

Obs. XIV. — Dépression. Perte des sentiments affectifs. Hallucinations.

Obs. XV. — Dépression. Mélancolie. Délire de persécution.

Obs. XVI. — Dépression. Mélancolie.

Obs. XVII. — Excitation. Manie hystérique.

Obs. XVIII. — Excitation. Manie suraiguë.

Obs. XIX. — Dépression. Mélancolie subaiguë.

Obs. XX. — Excitation. Manie avec hallucinations.

Soit, sur un total de vingt observations, huit cas de manie, dix cas de mélancolie et deux cas de folie double, succession régulière de mélancolie et de manie. Ce sont donc des cas de folie généralisée dont nous tirerons plus tard un pronostic favorable. Les hallucinations, le délire de persécution, la perte des sentiments affectifs observés chez quelques-uns, ne jouaient toujours qu'un rôle secondaire, et venaient se greffer en quelque sorte sur la forme dominante, manie ou mélancolie.

Ces deux états de folie bien déterminés, étudions maintenant leurs symptômes divers, se rapportant aux divers cas cliniques que nous avons relatés.

M. Ball définit la manie : « une folie caractérisée par un délire généralisé avec une vive surexcitation de l'intelligence et un besoin de mouvement ; elle peut éclater brusquement et se constituer d'emblée à la période d'état (Obs. IX), mais le plus souvent la période d'invasion est plus ou moins longue, caractérisée par de l'insomnie, de la céphalalgie, quelques troubles nerveux, et peu à peu l'excitation apparaît ; toutes les facultés et toutes les fonctions s'exaltent par degrés, d'où mobilité extrême dans les idées et dans les actes (Obs. II, IV, XII), d'où un défaut d'enchaînement dans les idées qui se confondent et se bouleversent, et une incohérence de langage, qui est la conséquence de ce désordre. Joignons aussi à cela des illusions nombreuses et variées (Obs. XX) ; les hallucinations sont plus rares (Obs. IV).

Au point de vue physique, l'attitude générale des maniaques est caractéristique : ils ne peuvent garder le repos un instant (Obs. II), c'est une exubérance de chant, de cris (Obs. IV), de rires. Le sommeil est nul ou presque nul, et les nuits sont généralement plus troublées que les jours. Le pouls est fort et plein, la température s'élève légèrement, la constipation est opiniâtre. La durée habituelle de l'attaque de manie est de quelques jours à quelques mois. La guérison peut arriver brusquement, mais il faut se défier de cette forme, sujette aux rechutes. Le second mode de guérison par amélioration progressive est préférable.

La manie peut devenir chonique, mais elle se termine rarement par la mort. Celle-ci est due presque toujours à une complication organique.

Tout autre est la mélancolie, caractérisée par des ipées délirantes de nature triste et un état général de dépression. Son invasion est plus lente que celle de la manie, elle se manifeste par de l'abattement, de la tristesse, de l'anxiété, et peu à peu il y a une perturbation générale de l'activité psychique ; le délire qui ne tarde pas à apparaître est caractéristique, il est fait d'idées tristes, de persécutions vagues et surtout de culpabilité et criminalité imaginaires (Obs. III).

Les malades ont une tendance au mutisme (Obs. XVI), il faut leur arracher leurs paroles. Les hallucinations manquent rarement (Obs. XIV), celles de l'ouïe paraissent les plus fréquentes. Les sentiments affectifs disparaissent souvent complètement (Obs. XV), plus rarement ils sont exaltés.

Enfin, la mélancolie est encore caractérisée par le refus d'aliments (Obs. XVII) et la tendance au suicide, mais toujours avec les mêmes caractères d'inertie et d'indécision. L'attitude des mélancoliques est triste, les mouvements sont lents, les gestes rares, le regard morne, éteint. Le sommeil est toujours pénible, coupé de cauchemars et d'hallucinations. La lenteur du pouls est remarquable, il peut tomber à 35 pulsations.

La marche de la mélancolie aiguë est chronique, elle a une durée plus longue que la manie ; cependant la guérison est la terminaison habituelle.

La mort, plus fréquente que dans les cas de manie, a lieu par affaiblissement progressif des forces, résultat de l'inanition, ou par congestion pulmonaire.

Lorsque les psychoses post-opératoires prennent la forme double (Obs. I, X), elles sont essentiellement constituées par la succession d'accès de mélancolie et de manie simples, et ces accès se ressemblent tous. La transition d'une période à l'autre peut être brusque ou se faire par gradations insensibles; mais ce qu'il y a de vraiment caractéristique dans la folie à double forme, c'est le contraste frappant qu'offrent les malades suivant qu'on les observe dans une période ou dans l'autre. Ils sont tellement différents qu'on ne croirait pas avoir affaire au même individu. L'accès dans cette forme de folie peut durer des mois et des années ou être limité à quelques jours, et une fois l'alternance constituée, les malades tournent dans le même cercle pathologique pendant de longues années, parfois jusqu'à leur mort.

La guérison en effet est très rare. Habituellement la démence est le terme ultime de cette forme de folie.

En résumé, nous voyons que les troubles mentaux post-opératoires se rapportent à trois états de la folie : la manie, la mélancolie et la folie à double forme. Les symptômes peuvent d'ailleurs varier avec chaque individu et constituer les divers genres de folie et de mélancolie.

CHAPITRE IV

Pathogénie et Étiologie.

Nous venons de voir quelles sont les différentes
formes de folie post-opératoire. Insistons maintenant sur
le mécanisme général qui préside à leur formation.

Il y a dans l'esprit deux grandes classes de phénomènes : il y a en lui d'un côté des sensations, des sentiments, des perceptions, des images et des idées qui se
sont formées sous l'influence du monde extérieur. Il y a
d'autre part la faculté de réaction dont le type est la
volonté.

D'autre part, les éléments qui entrent dans la composi-
tion de notre intelligence sont soumis à une loi générale
d'une grande importance, ils ont une tendance cons-
tante à réaliser tout ce qu'il y a entre eux. C'est ainsi
que toute image tend à produire une hallucination, que
toute idée tend à devenir une idée fixe et même à produire un mouvement.

Dans l'état psychologique normal, où toutes les facultés s'harmonisent et se complètent mutuellement, ces
troubles ne se réalisent pas, grâce au contrôle inces-
sant que les diverses sensations, perceptions, etc., exer-
cent les unes sur les autres.

Mais que l'exagération d'un état de conscience ou la

diminution du pouvoir de contrôle vienne à se manifester, et le trouble mental pourra se produire, et d'ailleurs presque toujours les deux facteurs interviennent, en vertu de la loi du développement inverse.

Dans l'affaiblissement du pouvoir de contrôle, du jugement rectificateur, il y a dégénérescence mentale plus ou moins accentuée : dégénérés proprement dits et nerveux.

Dans l'excès d'émotivité, il n'y a pas affaiblissement, mais déséquilibration de l'état mental.

Ce sont là les deux grandes prédispositions aux psychoses et l'opération agit comme cause occasionnelle.

L'étiologie n'est que la suite de la pathogénie. Nous pouvons nous demander maintenant quelles sont les causes qui produisent cette dégénérescence et cette déséquilibration.

Il y en a de deux sortes : d'un côté, l'hérédité qui a une importance capitale, et de l'autre diverses causes individuelles ; parmi ces dernières, nous citerons les chagrins, le surmenage mental et physique, les excès de toutes sortes, l'alcoolisme et les diverses intoxications : chloroforme, éther, cocaïne, morphine, iodoforme ; les dyspepsies, les auto-intoxications gastro-intestinales (Bouchard), les ptoses viscérales (Glénard), certaines diathèses telles que l'arthritisme, les maladies infectieuses telles que la syphilis, la grippe, et enfin les maladies génitales dont le rôle est considérable.

Il est évident d'ailleurs que les causes que nous venons d'indiquer, agissent d'ordinaire sur un terrain préparé par l'hérédité. Mais il serait exagéré de dire que tou-

jours et dans tous les cas il y a une prédisposition héréditaire marquée.

Il faut bien que la dégénérescene acquise soit un fait
réel, car elle seule rend possible la dégénérescence héréditaire.

Ces causes agissent les unes et les autres à la fois sur
le système nerveux et sur l'esprit, qui ne sont que deux
aspects d'une même chose ; mais les unes agissent direc-
tement sur le cerveau par l'intermédiaire des sensations,
les autres pénètrent jusqu'au système nerveux par une
autre voie, par exemple par l'intermédiaire du sang.

Voyons avec plus de détails ces différentes causes de
la folie post-opératoire.

Par hérédité il faut entendre une prédispositon origi-
nelle à l'aliénation transmise aux enfants par les parents.
Le délire fait alors explosion à la suite d'une cause provo-
catrice qui, dans les cas particuliers, est l'opération. La
prédisposition héréditaire est parfois tellement marquée
qu'il suffit d'une cause insignifiante (ouverture d'abcès,
extraction de molaire ; Observation) pour provoquer l'explosion d'attaques violentes d'aliénation, et l'affection
guérie, l'excitation ne tarde pas à disparaître complètement.

La prédisposition héréditaire vient dans un grand
nombre de circonstances se révéler par des particularités qui donnent au caractère une physionomie spéciale.
Ainsi on peut remarquer dès l'enfance une impression-
nabilité excessive, de l'irritabilité, des bizarreries de
conduite, quelques excentricités, des tics nerveux. L'en-
fant montre quelquefois une nature sauvage, peu sociable,

il peut être d'une intelligence faible, mais aussi très précoce. Plus tard, vers l'âge de la puberté, on observe une sorte d'hypocondrie, un tempérament nerveux exagéré d'où résultent des névroses de diverses sortes.

La cause héréditaire n'est nullement un obstacle à la guérison des cas d'aliénation. Celle-ci a lieu tout aussi facilement, souvent même plus facilement que dans d'autres circonstances ; mais pour le moindre motif, les rechutes sont à redouter. En second lieu viennent les chagrins et les peines et l'appréhension que cause à tout patient une opération, si petite fût-elle, et chez des gens même très courageux. Une opération chirurgicale, en effet, ne se compose pas seulement, comme élément susceptible d'agir sur le cerveau et par conséquent sur le développement de l'aliénation mentale, du traumatisme opératoire et de ses suites, soit locales, soit générales. Pendant un certain temps avant l'opération, le malade est préoccupé, il redoute l'intervention chirurgicale, son cerveau est dans un état de tension toute particulière qui peut étrangement favoriser le développement de la folie (v. Obs. I).

Nous pourrions, à cette occasion, citer le remarquable bien que pessimiste paragraphe du livre de Mosso sur la Peur (1), où l'auteur fait un tableau saisissant des salles d'hôpitaux, particulièrement celles de femmes, où les patientes gémissent et pleurent dans l'angoisse de l'opération qui doit terminer leurs souffrances.

En outre, pendant l'opération le malade est soumis à l'action des anesthésiques : chloroforme ou éther, et ces

____

(1) Mosso. *La Peur*, 1894, I, Alcan-éditeur.

agents ont sur le cerveau et le systéme nerveux une influence très puissante.

Si l'anesthésie est seulement locale, c'est la cocaïne qui est employée, et à ce propos le maître qui pendant ces dernières années l'a maniée avec tant d'habileté dans tant d'opérations différentes, M. Reclus, dit : « Ce que j'observe quelquefois, c'est une certaine agitation chez l'opéré. La cocaïne même à dose faible agit sur les hémisphères cérébraux et provoque le plus souvent de la loquacité, de l'attendrissement, un enthousiasme exagéré, de la tendance au rire et comme une légère ivresse. Dans des cas d'empoisonnement véritable on a noté des accès de fureur, des troubles intellectuels, parmi lesquels une perte subite de la mémoire (1). »

L'opération terminée, reste le pansement où l'iodoforme est bien souvent employé, et cette substance, déterminant des intoxications, peut aussi déterminer des troubles cérébraux. C'est l'opinion de Kœnig, partagée par beaucoup de chirurgiens. Elle est controversée par M. Le Dentu qui dit : « Cette opinion me paraît invraisemblable ; cependant je suis obligé d'en tenir compte, non parce qu'elle s'impose à moi, mais parce que beaucoup de chirurgiens dont j'apprécie le bon sens, la partagent. Cependant il faut bien reconnaître que dans nombre d'opérations, l'iodoforme n'est nullement employé et les troubles mentaux ne se manifestent pas moins. »

Nous ne dirons qu'un mot de la morphine, dont chacun connaît les effets chez les morphinomanes, que l'on

(1) RECLUS. *La cocaïne en chirurgie.*

peut classer parfaitement d'ailleurs parmi les dégénérés. L'étude de la folie morphinique a été faite surtout par M. Ball (1).

L'alcool, nous le savons, joue un rôle étiologique important dans la folie, et les troubles psychiques de l'alcoolisme peuvent se présenter dans l'intoxication aiguë, mais particulièrement dans l'intoxication chronique ; on les observe de préférence chez les sujets que leur hérédité, leur profession, leur état de débilitation prédisposent aux affections cérébrales ou vésaniques, et qui font un usage immodéré d'alcools de mauvaise nature ou de liqueur d'absinthe (Obs. V).

Les troubles mentaux les plus fréquents dans l'alcoolisme sont les folies aiguës généralisées, maniaques ou mélancoliques, avec leurs variétés subaiguë et suraiguë, mais on peut encore rencontrer la démence alcoolique simple et la pseudo-paralysie générale alcoolique.

Il est une cause étiologique dont l'intérêt a augmenté depuis quelques années de façon remarquable, nous voulons parler des auto-intoxications qui mettent l'économie dans un état de « minoris resistentiæ » favorable au développement des psychoses, l'opération agissant toujours comme cause occasionnelle, comme la goutte d'eau qui fait déborder le vase. Il existe en effet un rapport des plus étroits entre l'état intellectuel et l'état des fonctions digestives ; lorsque celles-ci sont troublées d'une façon quelconque, il est rare que ce trouble, s'il

____

(1) Voir CHAMBARD. *Les morphinomanes.* Bibl. Charcot-Debove.

persiste, ne soit pas suivi d'un retentissement plus ou moins profond sur l'intelligence.

Cette question des auto-intoxications a été particulièrement étudiée par M. Bouchard (1).

Les urines des lypémaniaques sont sensiblement plus toxiques que les urines normales (Ballet et Roubinowitch). Cette toxicité peut être attribuée pour une part aux leucomaïnes que l'analyse décèle dans les urines des lypémaniaques, mais il faut aussi incriminer d'autres éléments que les leucomaïnes (Bordas). Sur ce point, de nouvelles études sont encore à faire. Ces études, pour intéressantes qu'elles soient, demandent à être reprises avec la précaution de ne grouper ensemble, pour les comparer entre eux, que des cas cliniquement identiques.

Au reste, il ne suffirait pas d'avoir établi d'une façon irréfutable l'hypertoxicité des urines mélancoliques et d'avoir déterminé la nature des agents toxiques, il faudrait encore préciser la nature de ces derniers, de façon à savoir s'ils sont causes ou effets du trouble mental ; nous pensons toutefois que les éléments des urines lypémaniaques proviennent en grande partie des fermentations gastro-intestinales. Ces urines, en effet, semblent d'autant plus toxiques que les troubles digestifs sont plus accusés.

La neurasthénie, l'hystérie, l'épilepsie, peuvent donner lieu à des états de folie très nettement caractérisés, mais ces différentes causes sont intimement liées à la

______

(1) *Traité de médecine* Charcot-Bouchard.

dégénérescence ou à la déséquilibration mentales ; elles peuvent d'ailleurs se trouver combinées de différentes manières, et donner lieu à des symptômes psychiques très variables où l'on pourra trouver à la fois la dégénérescence et la déséquilibration, l'émotivité et l'état intellectuel, l'hérédité et les intoxications.

Il y a dans la folie hystérique particulièrement, un manque absolu d'équilibre de l'être psychique chez les malades (Obs. IV), et ces désordres, qui s'exagèrent presque toujours à l'occasion des divers événements de leur existence, surtout des grands processus de leur vie génitale, comme grossesse, menstruation, ménopause, peuvent dans certains cas aboutir à la folie confirmée.

Reste enfin une dernière cause étiologique : les maladies du système génital, dont l'importance est capitale, en raison des liens si étroits qui unissent la vie génitale à la vie cérébrale (Obs. II, IV, VII).

Denis, dans sa thèse, dit : « La riche innervation du péritoine et des organes renfermés dans l'intérieur de la cavité abdominale par les plexus que forment le sympathique, le pneumogastrique et les nerfs de l'axe spinal, permet de se rendre compte de tous ces phénomènes physiologiques ou pathologiques.

Comment le traumatisme opératoire agit-il dans la production des psychoses consécutives aux maladies génitales ?

Nombre d'auteurs pensent qu'il y a là une folie sympathique, développée sous l'influence d'un processus physiologique ou pathologique de l'organisme, réagissant à distance et indirectement sur le cerveau. La mutilation des organes génitaux serait l'origine de l'action réflexe (Lautun).

Le professeur Mairet pense qu'il n'y a pas de relation sympathique entre les troubles psychiques et les troubles fonctionnels que produisent les opérations sur le système génital de la femme : « Ce n'est pas la lésion des organes qui produit la folie, mais c'est l'opération elle-même qui agit, en tant qu'opération. »

Après avoir étudié les différentes causes prédisposant à la folie post-opératoire et constaté combien elles sont nombreuses et variables, suivant les individus, les circonstances et le milieu, nous pouvons nous demander s'il est possible de trouver dans la physiologie cérébrale quelque indication utile relative à la question que nous venons d'étudier ? Nous sommes porté à croire que dans le cas de dégénérescence proprement dite, typique, il existe un trouble trophique dans les cellules nerveuses, et que dans les cas de non-équilibration (émotifs, intellectuels) il y a seulement un trouble fonctionnel sur la nature duquel les nouvelles idées de Ramon y Cajal et de Mathias Duval jettent une vive lumière ; ce trouble fonctionnel consisterait dans une modification des rapports de contiguïté normaux entre les ramifications nerveuses, entre les neurones. Ce trouble fonctionnel serait ici le fait primitif, mais il constituerait par lui-même une prédisposition à des troubles trophiques ultérieurs, puisque les cellules qui ne fonctionnent plus ont une tendance à s'atrophier : nous avons vu en effet que dans la non-équilibration persistante il y a une dégénérescence partielle consécutive.

CONCLUSIONS

De l'étude qui précède, nous pouvons tirer les conclusions suivantes :

I. — Une opération chirurgicale, composée d'éléments divers : état psychique antérieur, opération proprement dite avec ses suites, soit locales, soit générales : anesthésiques, pansements, stimulants, peut déterminer la folie

II. — C'est surtout chez les individus prédisposés par l'hérédité ou par toute autre cause (alcoolisme, auto-intoxications), que les opérations chirurgicales donnent naissance à la folie. Elles agissent comme cause occasionnelle (1).

III. — Les états de folie les plus divers peuvent être rencontrés après les traumatismes opératoires, mais cependant deux formes sont plus fréquentes que toutes les autres :
A. La manie.
B. La mélancolie.

IV. — Le début des troubles psychiques après l'opération est des plus variables, il se manifeste soit immédiatement, soit quelques jours ou même plus lontemps

(1) Nous avons conenaissanc de cas cliniques de psychoses postopératoires chez des individus libres de toute prédisposition héréditaire ou acquise et paraissant absolument sains. Néanmoins, nous pensons que chez ces individus une prédisposition quelconque, parfois si difficile à rechercher et à déterminer, existait avant l'opération.

après l'opération, le malade étant complètement guéri de l'intervention chirurgicale.

V. — Le pronostic est surtout fondé sur l'étiologie : s'il y a simple déséquilibration mentale, le pronostic nous paraît être moins grave que dans les cas de dégéné· rescence proprement dite. En général, il est favorable, et après des accès de mélancolie d'une durée de quelques jours à trois ou quatre mois, la guérison survient.

Le passage à l'état chronique est rare et la mort est l'exception.

Ces divers points nous paraissent devoir régler la conduite du médecin lorsqu'il aura à intervenir chirurgicalement chez des individus prédisposés.

Chez ces individus, il ne devra, ce nous semble, pratiquer une opération de quelque importance que lorsqu'il y aura indication vitale, et dans les cas où il se décidera à agir, il faudra autant que possible laisser de côté les anesthésiques, du moins les anesthésiques généraux.

Si, malgré ces précautions, la folie post-opératoire se déclare, le médecin devra instituer un traitement qui ne différera d'ailleurs pas de celui de l'aliénation mentale en général; traitement moral : isolement, occupations, distractions; traitement physique : hygiénique et médical proprement dit.

Il faudra surtout surveiller avec soin la nutrition générale qui, dans la folie post-opératoire, est souvent, comme le démontre l'observation clinique, très gravement atteinte, si gravement que parfois les malades meurent dans un état d'épuisement complet.

BIBLIOGRAPHIE

A. Blum. — *De l'hystéro-neurasthénie traumatique.*

Ballet. — Les psychoses. *Traité de médecine.*

Boye. — *Essai clinique sur les rapports des troubles gén itaux à la folie chez la femme.* Thèse, Montpellier, 1880.

Cotard. — *Étude sur les maladies cérébrales et mentales.*

Chotau. — Troubles nerveux après opérations obstétricales. *Archives de tocologie et de gynécologie*, octobre 1894.

Christian. — *Traumatismes du crâne dans leurs rapports avec l'aliénation mentale.*

Cullere. — Les frontières de la folie. *Traité pratique des maladies mentales.*

Dagonet. — *Traité des maladies mentales.*

Debove. — Hystérie développée chez une femme ovariectomisée. *Bulletin médical*, novembre 1892.

Denis. — Hystérie développée chez une femme ovariectomisée. Thèse, Montpellier, 1880.

Dent. — *The Journal of mental Science.*

Doyen. — *Quelques considérations sur les terreurs morbides et le délire émotif.* Thèse, Paris, 1885.

Everke. — *Deutsche Medicinische Wochenschrift*, mai 1895.

Falret. — *Étude clinique des maladies mentales et nerveuses.*

Ch. Féré. — *La pathologie des émotions.* Paris, 1892.

Ferrarini. — Contributo allo studio delle psycosi post operatione. *Nuova Rivista*, nᵒˢ 11 à 14, 1890.

Gaillard Thomas. — *New York medical Record*, août 1889.

Garat. — *Influence de la ménopause sur le développement de la folie.* Thèse, Paris, 1892.

Gucci. — *Rivista Sperimentale di medicina legale di Reggio.* Fasc. I, 1889, fasc. I, II, 1890.

Jacobs (de Bruxelles). — Folie post-opératoire. Communication au *Journal des praticiens*, nᵒ 30, octobre 1894.

P. Janet. — *Contribution à l'étude des accidents mentaux chez les hystériques.* Thèse, Paris, 1893.

Kiernan (de Chicago). — *Mental Symptoms after surgical operations*. Septembre 1891.

Kreuzmam (de San Francisco). — *New York medical Record*. Vol. I, fasc. 2, février 1889.

Krömer. — *Zeitschrift für Psychiatrie*. Band 12, 1895.

Lanphear. — *Insanity following operations*.

Legrand du Saulle. — *Les hystériques*.

Le Dentu. — Des délires post-opératoires. *Médecine moderne*, nos 4 et 5, 1895.

Löwenfeld. — Névroses traumatiques. *Revue de Hayem*, 1890.

P. Marie. — *Revue de Hayem*, 1890. Relation des faits publiés par Gucci.

P. Marrel. — *Les phobies. Essai sur la psychologie pathologique de la peur*, 1895.

Mairet. — Folie post-opératoire. *Bulletin médical*, nos 68 et 69, 1889.

Morel. — Du délire émotif. *Arch. génér. de médecine*, 1866.

Mosso. — *La peur. La fatigue.*

Musin. — *Folie consécutive aux traumatismes opératoires sur le système génital de la femme*. Thèse, Lille, 1895.

Parinaud. — *Journal de médecine et de chirurgie*, août 1890, art. 14522.

Pierracini. — Pazzia post operatione. *Gazzetta del manicomio di macerala*, 1893.

S. Pozzi. — *Gazette médicale de Paris,* 9 août 1890.

S. Rohé (de Baltimore). — The relation of pelvic disease and psychical disturbances in Women. *The American Journal of obstetrics*, 1892.

— The Mental disturbances of the climateric period. *Maryland medical Journal*, janvier 1896.

— Pelvic disease in Women and insanity. *The Journal of the American medical Association*, octobre 1895.

— An inquiry into the œnology of mental disturbances following operations upon the female pelvic organs. *New York medical Journal*, octobre 1893.

Rougier. — *Hystéro-traumatisme*. Thèse, Paris, 1889.

Savage. — *British medical Journal*, décembre 1887.

Sears. — Insanity following surgical operations. *Boston medical and surgical Journal*, juin 1893.

Semaine médicale. — *De l'origine psycho-motrice du délire.* No 33, août 1889.

Sheperd. — *The Journal of the medical Sciences*, décembre 1888.

Toulouse. — *Les causes de la folie.*

Van Hassel. — Folie post-opératoire. *Journal des praticiens*, nº 30, octobre 1894.

Vène. — *Délires post-opératoires.* Thèse, Paris, 1891.

Voisin. — *Leçons cliniques sur les maladies mentales.*

Wollenberg. — *Ueber psychische Infection.* Band XX, Heft 1, p. 58.

IMPRIMERIE LEMALE ET Cie, HAVRE

www.ingramcontent.com/pod-product-compliance
Ingram Content Group UK Ltd.
Pitfield, Milton Keynes, MK11 3LW, UK
UKHW020034100726
13658UKWH00003B/1309